AF466663

DE

L'APOPLEXIE SPINALE

PAR

Constant LEFEBVRE,

Docteur en médecine de la Faculté de Paris.

PARIS

A. PARENT, IMPRIMEUR DE LA FACULTÉ DE MEDECINE

29-31, RUE MONSIEUR-LE-PRINCE, 29-31

1877

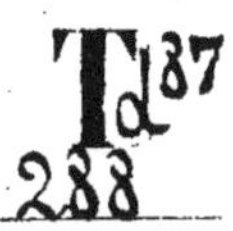
Td 87 288

DE

L'APOPLEXIE SPINALE

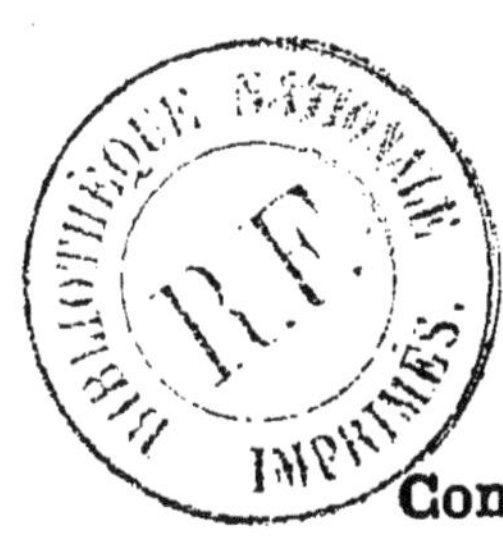

PAR

Constant LEFEBVRE,

Docteur en médecine de la Faculté de Paris.

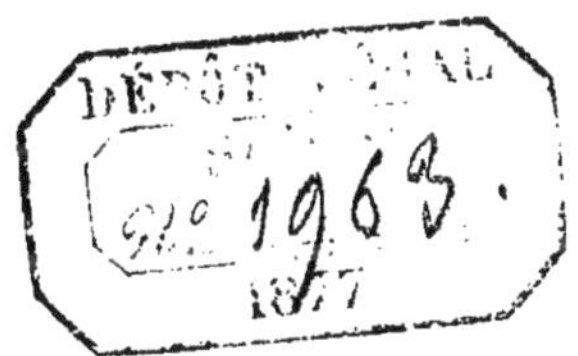

PARIS

A. PARENT, IMPRIMEUR DE LA FACULTÉ DE MÉDECINE

29-31, RUE MONSIEUR-LE-PRINCE, 29-31

—

1877

Td 87 / 998

A LA MÉMOIRE DE MON PÈRE

A MA MÈRE

A MON PRÉSIDENT DE THÈSE

M. LE Dr CHAUFFARD

Inspecteur général de l'Université,
Professeur de pathologie générale,
Médecin des hôpitaux,
Officier de la Légion d'honneur,
Membre de l'Académie de médecine.

A M. LE Dr PARROT

Professeur d'histoire de la médecine,
Médecin des hôpitaux,
Chevalier de la Légion d'honneur.

DE L'APOPLEXIE SPINALE

I

Sans prodromes ou après des prodromes insignifiants un homme tombe subitement frappé de paralysie. Cette paralysie n'est pas limitée à un côté du corps ou du moins cette délimitation n'est pas nette. Il n'a point perdu connaissance ou du moins la perte de connaissance a été légère, incomplète et sans proportion avec les lésions subséquentes de la motilité et de la sensibilité.

Il n'y aura point de phénomènes cérébraux ou s'il en survient ce sera après un nouvel orage, un nouveau drame pathologique d'un caractère différent. Ce malade est atteint d'apoplexie spinale. Ce mot n'a qu'une signification purement clinique. Il ne préjuge rien sur les lésions. C'est pourquoi nous le trouvons fort avantageux. En effet, dans l'état actuel de la science, le syndrome que nous avons décrit ne comporte pas d'habitude un diagnostic précis. Il est pourtant nécessaire de l'étudier avec soin afin de pouvoir, le cas échéant, porter un pronostic et instituer un traitement.

L'observation suivante nous a donné l'idée de ce travail.

Obs. — Guyot Lambert, âgé de 63 ans, tailleur de pierres est entré le 18 décembre 1876, salle Saint-Luc dans le service de clinique de M. le professeur Potain.

Antécédents. — C'est un homme très-vigoureux qui s'est toujours très-bien porté. Hier il est tombé brusquement sans connaissance et s'est fortement contusionné la figure. Cependant il n'avait fait aucun excès de boisson ni d'aucune autre nature.

État actuel. — Il est absolument paraplégique des membres supérieurs et inférieurs qui sont, en effet, dans une résolution complète. La paraplégie est souvent plus prononcée à droite qu'à gauche. Les mouvements réflexes sont conservés. La sensibilité à la chaleur et au froid diminuée et il existe de l'analgésie. Anesthésie relative à la partie antérieure de la poitrine remontant jusqu'au quatrième espace. Pas de douleurs de poitrine, pas de sensation de constriction. Érection avec mouvements réflexes lorsqu'on presse dans les fosses iliaques. Douleur vive exagérée par la pression et très-nettement circonscrite au niveau de la huitième vertèbre cervicale. Pas de troubles de l'intelligence, pas de paralysie faciale, pupilles assez contractées. Rétention d'urine et de matières fécales. Le pouls est lent. P. 72. T. 38.

Depuis longtemps le malade urinait quatre à cinq fois par jour et tout autant la nuit. Tout en ayant conservé une excellente santé générale, il a un bruit de galop peu marqué avec des battements cardiaques faibles. Pas d'albuminurie. Hydrocèle à gauche. Hématomyélie vraisemblablement préparée par une altération des vaisseaux de la moelle au niveau du point actuellemont douloureux. Six ventouses scarifiées à la partie supérieure de la région dorsale.

21 novembre. Remue mieux le bras gauche.

Le 22, remue beaucoup mieux le bras gauche qu'à son entrée. Tympanisme abdominal. Rétention d'urine et de matières fécales. Le bruit simulant au cœur le bruit de galop persiste. Une bouteille d'eau de Sedlitz avec 1 gramme de poudre de scammonée dans le premier verre.

Le 23, il y a de la polyurie. Hier il a bu peu et cependant en le sondant on a retiré de la vessie près de trois litres d'une urine ni albumineuse, ni sucrée, mais ammoniacale. La douleur cervicale est calmée. Le malade se plaint de douleurs vives au niveau du deltoïde.

Le 24. A droite et à gauche, la sensibilité est plus grande à la face externe qu'à la face interne. Maintenant que la sensibilité est moins obtuse il n'y a plus de mouvements réflexes. Eschare commençante à la partie inférieure du sacrum. Pas d'appétit. Toujours rétention d'urine et de matières fécales.

Le 25, la douleur cervicale est revenue. La sensibilité est toujours plus marquée en dehors qu'en dedans. A la visite du soir, il est sondé et l'on retire environ 1500 grammes d'urine. Six ventouses scarifiées à la région dorsale supérieure.

Le 26, douleur cervicale moins intense. Insomnie. Douleurs périphériques aux épaules.

Le 28, urines moins abondantes, mais fortement ammoniacales.

Le 29, anorexie. Pas de céphalalgie. Mêmes douleurs.

Le 30, repiration diaphragmatique seule. Le malade ne parle plus. Les pupilles sont toujours contractées. L'eschare s'est étendue considérablement. Mort le soir.

Autopsie faite le 1er janvier. — On enlève d'abord la moelle allongée. Pour cela on fait le long des apophyses épineuses une incision verticale qui s'étend de la région de la nuque à la région sacrée. On rejette sur les côtés les muscles du dos et de la nuque et l'on met ainsi à nu la partie postérieure de la colonne vertébrale. Avec le rachitome on coupe les lames des vertèbres des deux côtés, puis on enlève d'une seule pièce et les apophyses épineuses et les lames pour mettre à nu la moelle que l'on relève peu à peu depuis la queue de cheval jusqu'à 8 centimètres du collet du bulbe. On a d'abord remarqué que du sang s'était épanché dans le canal rachidien autour de la moelle et à la partie supérieure et cervicale. La lésion hémorrhagique de la moelle est en plein gonflement du plexus brachial, et cependant le nerf phrénique appartenant au plexus cervical profond et situé un peu plus haut est bien intact, puisque jusqu'à la mort la respiration diaphragmatique a persisté seule. Ainsi l'hémorrhagie de la moelle a eu lieu entre les troisième et quatrième vertèbres cervicales. A la coupe toute la substance grise du côté gauche avec les cornes antérieure et postérieure ont une coloration noirâtre, due à un épanchement sanguin très-circonscrit. Du côté droit la substance grise a le même aspect surtout à la corne postérieure. L'infiltration sanguine dépasse même cette substance grise dans tous les sens et surtout à gauche, au niveau du cordon latéral sans atteindre la circonférence de la moelle. A l'œil nu on ne trouve pas dans les parties sous-jacentes d'altérations secondaires des cordons latéraux. Cependant le cordon latéral présente sur une hauteur très-circonscrite une diminution manifeste de consistance. Le cervelet est normal. Le cerveau également. Les circonvolutions sont bien marquées. Les artères non flexueuses ni athéromateuses.

Nous pourrions rapprocher de ce fait l'observation suivante que nous avons recueillie dans le service de M. le professeur Chauffard et que malheureusement nous n'avons pu étudier plus complètement.

Obs. II (Personnelle). — Un homme de 52 ans fait une chute dans l'escalier et est relevé avec une paraplégie complète des quatre membres. Pas de fracture, pas de luxation. Aucune anesthésie ni hyperesthésie. Il y a un mois le malade a eu une syncope, une perte de connaissance complète, qui n'a laissé aucune trace. Aucun trouble de la parole ou de l'intelligence. Deux jours après le malade est trouvé mort dans son lit. A l'autopsie aucune lésion appréciable qui puisse expliquer les phénomènes que nous mentionnons.

Qu'avaient ces deux malades?

Il est bien difficile de le dire. Etant donnée la soudaineté des symptômes, on pourrait songer à un accident brusque de la moelle, et cet accident ne pourrait être qu'une hémorrhagie. En effet bien que le cas ne soit pas extrêmement fréquent, on observe des hemorrhagies dans la cavité rachidienne et ces hémorrhagies produisent tous les effets que nous avons notés dans l'obs. I. Les unes sont arachnoïdiennes, c'est-à-dire situées entre la dure-mère et les vertèbres, d'autres sont intra-arachnoïdiennes. Enfin on signale un certain nombre de cas d'hématomyélie ou hémorrhagie dans l'épaisseur de la moelle elle-même, cas dont M. Hayem a contesté l'existence primitive et qu'il considère comme des accidents consécutifs. Les hémorrhagies extra-arachnoïdiennes doivent être éliminées. En effet, dans les deux observations les plus concluantes que nous ayons trouvées, (observations de M. Joffroy,) ces hémorrhagies avaient produit ou du moins accompagné non des phénomènes de paralysie, mais des phénomènes d'excitation, c'est-à-dire le tétanos.

Obs. III (Publié dans la thèse de M. Hayem sous le no XVII et due à M. Joffroy, 1870). Eugène Lançon 12 ans et demi. Service de Marzolin. Tétanos huit jours après écrasement des derniers doigts. Durée du tétanos deux jours.

Autopsie. — On trouve dans toute la longueur du canal rachidien, entre la dure-mère et le canal osseux, un épanchement séro-sanguinolent en partie coagulé. Petites hémorrhagies multiples dans la protubérance surtout. Moins dans le bulbe, dans la moelle seulement congestion sans hémorrhagie.

Obs. IV (Obs. XVIII. Joffroy 1868). — Service de Giraldès. Enfant de 11 ans. Ecrasement des deux derniers doigts de la main gauche. Début du tétanos huit jours après l'accident. Durée du tétanos 4 jours.

A l'autopsie on trouve dans toute la longueur du canal rachidien entre la dure-mère et les vertèbres, un épanchement de sang liquide et coagulé assez abondant. Les méninges rachidiennes sont fortement injectées et en outre on note quelques adhérences récentes entre la dure-mère et la pie-mère (méningite). La moelle ne présente d'altération ni à l'œil ni au microscope.

Ces phénmènes se comprennent à merveille, car on sait que les compressions légères des centres nerveux produisent plutôt des phénomènes d'excitation que des paralysies. Or, un foyer hémorrhagique bridé par la dure-mère ne peut guère, à moins de décollement total difficile à admettre, produire autre chose qu'une compression légère.

L'hémorrhagie intra-arachnoïdienne produit au contraire des paralysies très-étendues. D'après les observations rapportées dans l'étude si remarquable de M. Hayem, elles sont rarement primitives et le plus souvent deutéropathiques. Ainsi, nous trouvons un épanchement de sang à la suite de la rupture d'un anévrysme de l'aorte dans le canal rachidien, observation due à Laënnec ; une observation d'hémorrhagie par rupture d'une artère vertébrale due à Astley Cooper. On pourrait citer cependant comme susceptible d'être rangée parmi les hémorrhagies protopathique les cas de Pfeufer 1844 (Obs. XI) bien que dans ce cas nous trouvions des lésions de méningite ancienne qui s'étaient manifestées longtemps avant l'ictus apoplectique et avaient une étiologie bien nette.

Nous omettons à dessein de parler des hémorrhagies cérébrales qui s'étendent au canal rachidien et de celles qui du canal rachidien s'étendent à la cavité crânienne (Morgagni). Le tableau clinique est complètement différent et nous compliquerions un sujet déjà bien difficile par lui-même.

Au point de vue de l'anatomie pathologique, on peut dire que l'épanchement remplit ordinairement toute la hauteur du canal rachidien, ce qui explique l'étendue des altérations du mouvement et de la sensibilité.

On pourra noter dans le cas de Pfeufer un grand nombre de phénomènes d'excitation et un état incomplet de la paralysie. Ainsi nous avons des convulsions, de la dysphagie, des douleurs lancinantes et des douleurs en ceinture. D'autre part les phénomènes paraplégiques ne sont pas nettement accusés, il y a plutôt de la parésie considérable que de la paralysie véritable, de plus ces phénomènes de dépression sont fugaces.

Aussi avons-nous affaire ici à un cas qui n'est pas pur. Sans parler des lésions inflammatoires anciennes qui paraissent avoir été bien tolérées, nous avons une hémorrhagie extra-arachnoïdienne et seulement des caillots disséminés dans la cavité séreuse et sur la pie-mère.

Nous pouvons donc conclure que les hémorrhagies extra-arachnoïdiennes lorsqu'elles sont pures ne produisent pas l'apoplexie médullaire, que les hémorrhagies intra-arachnoïdiennes la produisent mais d'une manière incomplète, fugace, à répétition et qu'il y a avec elle des phénomènes d'excitation. Notons encore ce fait qui résulte des observations précédentes et de plusieurs autres que nous consignerons dans le cours de ce travail, c'est qu'une première attaque d'hémorrhagie rachidienne est suivie bien souvent d'une seconde, de plusieurs autres dans un délai relativement assez court, si l'on compare l'hémorrhagie rachidienne aux hémorrhagies cérébrales.

Les phénomènes d'excitation doivent surtout leur cause à l'excitation des racines nerveuses comprimées par l'épanchement sanguin. Ils sont extrêmement variés. On peut voir des convulsions cloniques, de la tétanie, des accidents choréiformes. Il peut y avoir de la rétention d'urine, de la constipation et aussi des selles involontaires. La sensibilité générale est ordinairement intacte. Mais la douleur est un phénomène fréquent, par la raison signalée plus haut. Les douleurs provoquées ainsi que l'hyperesthésie n'ont jamais été notées. On a parlé de phénomènes oculo-pupillaires, strabisme, diplopie, dilatation de la pupille. La dysphagie, l'embarras de la parole, la dyspnée, la respiration stertoreuse, sont des phénomènes fréquents. Les phénomènes respiratoires surtout ont une signification grave et provoquent un pronostic extrêmement sérieux. Nous verrons bientôt que l'on peut observer des troubles dans la distribution de la chaleur animale.

Voici une cause plus fréquente et plus certaine

de l'apoplexie rachidienne ; c'est l'hématomyélie. M. Hayem pense que cette affection n'est jamais primitive et qu'elle diffère considérablement au point de vue anatomique de l'hémorrhagie cérébrale. Bien que cela n'entre pas directement dans notre sujet nous ne laisserons pas de déduire ses raisons.

La moelle échappe à la plupart des causes de l'hémorrhagie cérébrale. En effet le cerveau est divisé en circonscriptions vasculaires bien distinctes et communiquant peu les unes avec les autres. De sorte que l'ensemble du viscère peut difficilement servir de décharge à la portion hyperhémiée. Il en est autrement de la moelle ou tout le système circulatoire forme un réseau continu et dans laquelle la poussée congestive se répartira nécessairement sur toute la masse de l'organe.

A chaque expiration le cerveau tend à se congestionner. Il n'est point d'effort qui ne provoque dans une certaine mesure la stase du sang dans les vaisseaux de l'encéphale. Au contraire les veines de la moelle communiquant largement avec les veines caves inférieure et supérieure, la moelle n'éprouve aucune hyperhémie ni dans le temps d'inspiration ni dans le temps d'expiration. De plus les sinus cérébraux sont des canaux rigides ou presque rigides qui ne sauraient se prêter à une distension salutaire dans certains cas d'afflux sanguin exagéré, tandis que les veines extra-arachnoïdiennes qui sont les canaux de décharge de la moelle épinière serpentent dans un tissu graisseux, très-mou, demifluide; par conséquent peuvent se distendre aisément et empêcher les congestions d'une manière très-efficace.

Enfin, le cerveau reçoit le sang immédiatement de l'aorte ou de ses premières ramifications par des artères énormes, presque droites et qui transmettent aisément l'impulsion cardiaque: dans de pareilles conditions, les altérations du système vasculaire doivent se ressentir nécessairement de tous les troubles physiologiques de la circulation. La moelle se trouve dans des conditions bien contraires. Les artères sont d'un faible calibre, sinueuses et presque toutes lui transmettent le mouvement de progression et les vibrations de la masse sanguine en sens inverse du mouvement de la circulation générale.

M. Liouville a signalé dans une thèse des plus remarquables, des altérations des petits vaisseaux de la moelle consistant en anévrysmes capillaires, mais ces altérations, d'après les observations qu'il a consignées dans son travail, sont beaucoup moins nombreuses que celles que l'on rencontre dans l'encéphale. D'autre part, ces altérations anévrysmatiques siégent dans la pie-mère, laquelle est fibreuse, résistante et par conséquent ne comporterait qu'une hémorrhagie très-limitée. Ces altérations étaient d'ailleurs accompagnées de sclérose.

Toutes ces raisons militent en faveur de l'opinion de M. Hayem. L'anatomie pathologique va nous fournir un autre motif de ne pas assimiler l'hémorrhagie médullaire à l'hémorrhagie cérébrale. En effet, dans celle-ci, nous trouvons une déchirure nette du tissu nerveux et une cavité bien limitée contenant un gros caillot. Dans l'hématomyélie, au contraire, nous trouvons un mélange intime du sang et des détritus de la substance nerveuse. L'observation suivante que nous avons empruntée au travail de M. Hayem en est la preuve.

Obs. V (Obs. LXVII de la thèse de Hayem, Charcot et Bourneville 1871). — G... Françoise, 58 ans est entrée le 10 novembre 1870 à l'hôpital de la Pitié. Elle est malade depuis cinq jours.

Le 6 octobre elle s'est éveillée avec une douleur siégeant à la nuque et dans le côté du cou. Le muscle sterno-mastoïdien droit était contracturé, la face était déviée vers l'épaule droite, mais il n'y avait pas de rotation des yeux. Parole libre, pas de paralysie faciale, les plis du front, des paupières, les sillons naso-labiaux ne présentent pas de différence. Bras gauche paralysé. Soulevé il retombe inerte. Toutefois la paralysie n'est pas absolue, car la malade parvient à fléchir les doigts. La sensibilité de ce côté est obtuse. Membres inférieurs normaux. G... assure ne pas avoir eu d'attaque apoplectique et ne pas être sujette aux étourdissements. Elle dit avoir éprouvé il y a deux ans, des accidents tout à fait semblables à ceux dont nous sommes témoins. Ils se seraient dissipés au bout de quelques temps et depuis elle n'aurait rien ressenti.

Le 11, même état. Huile de ricin 15 grammes. Huile de croton 2 gouttes.

Le 12, même état. Langue un peu plus humide ; soif modérée, déglutition facile, selles abondantes. Il semble qu'il existe à gauche des vertèbres du cou, surtout vers la partie moyenne de la région, un empâtement des parties molles. Pression difficilement supportée à gauche des apophyses épineuses des quatrième et cinquième vertèbres cervicales. Toutefois c'est encore la nuque qui est le siége des plus vives souffrances.

Le 13, tête portée à droite et en arrière; la malade retire sa jambe gauche du lit, l'allonge, la fléchit et la met en place. Cependant elle paraît un peu moins forte que la droite, sensibilité conservée; incertitude dans les idées sans embarras de la parole. Langue très-sèche, brunâtre; pas de dysphagie; selles et urine involontaires. Pas d'eschare.

Au soir vers quatre heures, voyant qu'on n'était pas venu la voir du dehors, elle est prise d'un accès d'étouffement; lèvres pâles face et doigts bleuâtres, violacés, grande oppression. On la fait asseoir, mais avec difficulté parce que le corps et particulièrement le tronc sont raides et qu'elle ne s'aide pas. La dyspnée est allée en augmentant; la respiration est devenue de plus en plus rare et elle est morte à cinq heures.

Autopsie faite par M. le professeur Charcot. Des sections transversales de moelle épinière, après macération de quelques jours seulement dans l'acide chromique dilué, font reconnaître dans la moitié latérale gauche de la région cervicale un foyer sanguin de forme ovalaire, mesurant dans les points où il est le plus large $0^m,004$ (diamètre antéro-postérieur) sur $0^m,003$ (diamètre transversal) et qui s'étend en hauteur depuis le niveau de la première paire cervicale environ jusqu'au niveau de la septième. Le foye occupe la moitié interne et postérieure de la corne antérieure gauche de la substance grise. Il se prolonge en avant dans l'épaisseur du cordon antéro-latéral du même côté, suivant la direction du trajet intra-spinal des racines antérieures.

L'épanchement sanguin est en partie seulement de date récente. Sur certains points du foyer, il remonte évidemment à une époque déjà éloignée, car on trouve çà et là des granulations pigmentaires et des masses arrondies, offrant l'apparence d'une cellule et renfermant des agrégrats de globules sanguins. On rencontre, en outre, soit dans le foyer lui-même, soit dans l'épaisseur des parties qui entourent les parois : 1° des vaisseaux capillaires présentant de distance en distance des dilatations moniliformes et dont les parois chargées de noyaux très nombreux offrent çà et là des amas de granulations graisseuses; 2° des cylindres d'axe dépouillés de myéline et beaucoup plus volumineux qu'à l'état normal; 3° de nombreux myélocytes les uns libres, les autres enveloppés dans une petite masse de protoplasma; 4° enfin des débris du réticulum conjonctif dont les mailles, d'apparence fibroïde, sont notablement épaissies.

Après durcissement complet de la moelle, l'examen des coupes transversales permet de constater en outre ce qui suit; sur des points de la substance blanche très-éloignés de la paroi du foyer sanguin, dans la partie la plus postérieure des cordons postérieurs, en trouve des espaces à contours irréguliers où les cylindres axes, entourés seulement d'une mince couche de myéline, ont acquis pour la plupart des dimensions énormes (de $0^{m},026$ à $0^{m},018$ pour le diamètre transversal).

Dans l'intervalle de ces tubes nerveux à cylindres axiles tuméfiés, les mailles du réticulum sont quelquefois épaissies; le plus souvent elles ne sont pas plus épaisses que dans l'état normal.

Mais ce qui frappe surtout dans cet examen, ce sont les dimensions vraiment colossales que présentent, dans la corne antérieure gauche de la substance grise, au voisinage du foyer sanguin, les cellules multipolaires. Ainsi, tandis que les plus grosses cellules de la corne droite mesurent en moyenne dans leur plus grand diamètre $0^{m},0495$, celle de la corne gauche peuvent atteindre jusqu'à $0^{mm},0825$. Les moins volumineuses parmi ces dernières ont encore un diamètre qui mesure $0^{mm},056$. D'ailleurs, les cellules tuméfiés ne sont pas seulement plus volumineuses qu'à l'état normal, elles sont de plus manifestement déformées. Elles ont perdu leur forme allongée et sont globuleuses; on les dirait distendues à l'excès, et leurs parois sont comme bosselées. Les prolongements de ces cellules n'offrent plus eux-mêmes leur gracilité habituelle; ils sont épaissis et tortueux. La substance qui constitue le corps des cellules ainsi altérées se colore d'ailleurs fortement par le carmin; elle est finement granuleuse, légèrement opaline, et de plus quelque peu opaque, car l'œil pénètre difficilement jusqu'à la masse pigmentaire et au noyau. Ce dernier toutefois ainsi que le nucléole ont toujours paru présenter les caractères de l'état physiologique. J'ai été assez heureux pour rendre M. Lockart-Clarke, lors de son dernier séjour à Paris, témoin de toutes les particularités qui viennent d'être signalées. Les coupes longitudinales font reconnaître l'aspect moniliforme de la plupart des cylindres axiles tuméfiés, et de plus un grand

BIBLIOTHÈQUE NATIONALE R.F. IMPRIMÉS

nombre de ces cylindres volumineux conservent leurs dimensions anormales uniformément dans une grande étendue en longueur, sans trace de dilatations et de rétrécissement. Un dernier point qui doit être relevé tout particulièrement, c'est que, dans ce même cas, un premier examen fait à l'état frais, avait permis de reconnaître la tuméfaction des cylindres axiles : de telle sorte qu'il ne saurait s'agir là d'un produit de l'art, d'un résultat accidentel d'un mode de préparation.

Nous pouvons rapprocher de cette observation celle de M. Liouville.

Obs. VI (observation LXVIII de la thèse de M. Hayem. Liouville 1872). — M..., garçon de café, né à Luxembourg, âgé de 25 ans. Rien à noter du côté des parents. Antécédents alcooliques. Excès vénériens. Il y a trois ans et neuf mois, il ressentit des douleurs qui formaient comme un cercle autour de ses reins et huit jours après, il fut frappé de paraplégie subite et complète. Le malade debout, sentit ses douleurs en ceinture prendre une grande intensité, et se laissa tomber à terre sans toutefois perdre connaissance. Cet homme ne pouvant bouger ayant une paralysie des sphincters et le cathétérisme étant nécessaire, entra, au bout de quinze jours à l'hôpital Cochin, dans le service de M. Chauffard. Il eut là des troubles urinaires très-marqués (paralysie de la vessie) et fut également affecté au sacrum d'une eschare considérable qui se cicatrisa. Au bout d'un an il sortit très-amélioré, pouvant marcher un peu avec une canne Peu de temps après il eut une hémoptysie. Puis des accidents d'une bronchite survinrent qui déterminèrent son entrée à Lariboisière, en 69 ou 70, dans le service de M. Millard. Il sortit trois mois après, et put alors reprendre son métier de garçon de café. Les symptômes de paraplégie qui s'étaient montrés en février 1868, s'étaient dissipés. Cependant le malade ne sentait pas bien, depuis son attaque de paraplégie, sur quoi il marchait. C'est dans ces conditions que sans cause connue il fut repris en octobre 1871, d'accidents semblables. Il était monté sur une chaise et nettoyait les carreaux, lorsqu'il ressentit une vive douleur vers le dos et les reins et faillit tomber tout à fait. Il fut de suite comme la première fois paralysé des membres inférieurs. Quelques jours après, il entra à l'Hôtel-Dieu dans le service de clinique, dirigé par M. Ball. Après plusieurs examens, on porta le diagnostic : hémorrhagie de la moelle de cause inconnue.

Octobre 1871. Décubitus dorsal. Motilité et sensibilité normales aux membres supérieurs. Pour les membres inférieurs, paraplégie complète, amaigrissement peu marqué. Les mouvements qu'on imprime sont douloureux et il y a un certain degré d'anesthésie avec retard appréciable dans la perception des sensations dans toute la longueur des membres inférieurs. Aux pieds, il n'y a pas d'anesthésie. On note également pour les membres inférieurs la perte de notion de position. Le sphincter de l'anus est affaibli et la vessie présente un degré assez marqué de paralysie. Les mouvements réflexes sont très-exagérés aux deux membres inférieurs. Mouvements spasmodiques subits et douloureux des membres inférieurs revenant de temps en temps. Douleurs névralgiques des testicules et des cordons, à retours subits et à exaspérations très-marquées. Douleurs également vives dans les muscles du cou à droite. On constate de plus sur quelques points de la peau des cuisses, des jambes, de la partie inférieure de l'abdomen, de petits groupes d'herpes circiné, surtout du côté droit. On en a noté aussi sur le bras droit.

15 novembre. Un peu de rétention d'urine. Cathétérisme.

16 novembre. Céphalalgie très-violente. Douleurs dans le bras droit, surtout dans l'épaule et allant de là jusqu'à l'extrémité des doigts de la main droite dont les doigts lui semblent très-lourds. Mais il a déjà eu souvent, depuis sa paralysie, des douleurs semblables. L'examen de la poitrine révèle l'existence de lésions déjà considérablement marquées surtout au sommet droit.

18. Depuis deux ou trois jours, le malade présente une eschare consistant actuellement en une ulcération superficielle du derme, large comme une pièce de deux francs, située sur la fesse gauche près de la cicatrice de l'ancienne eschare sacrée.

28. A bien uriné seul. Météorisme considérable. Constipation,

29. L'eschare est plus creuse et se trouve limitée par une zone indurée assez étendue.

30. Douleurs très-vives dans le cou.

Le 2 décembre, persistance et aggravation de cette douleur du cou. Dans le reste du mois de décembre, l'eschare fait de grands progrès en largeur et en profondeur, s'étendant surtout à gauche. En même temps, l'état général du malade s'aggrave; et il succombe avec des symptômes de septicémie et de bronchite tuberculeuse le 30 décembre 1871.

Autopsie. — 1er janvier 1872, l'eschare du sacrum est considérable, de la grandeur des deux mains réunies. L'os est tout à fait à nu.

Cavité rachidienne. — L'examen des méninges démontre l'existence d'une arachnoïdite déjà ancienne, qui est surtout très-intense dans la région dorso-lombaire et correspond aux parties les plus altérées de la moelle. En avant, il y a des adhérences, un état poisseux et des néo-membranes. La pie-mère est distendue et forme comme une coque au-dessous de laquelle on trouve un tissu gélatino-colloïde. La moelle présente une déformation de la région dorso-lombaire, caractérisée à l'œil nu par un changement dans sa consistance qui est molle, dans son volume qui est plus que double et dans sa coloration, puisque l'on trouve à la surface de la portion ramollie des îlots rouge bleuâtre d'une longueur de 1 à 3 centimètres, surtout sur la partie latérale gauche. Au-dessus du foyer hémorrhagique, le volume de la moelle est toujours considérable et son tissu ramolli, mais ces lésions vont en diminuant à mesure qu'on remonte. Au-dessous, le volume de la moelle redevient presque de suite normal et la consistance du tissu est ferme. Une coupe faite de suite, à l'union de la région dorsale avec la cervicale, montre, du côté droit, un ramollissement à teinte ocreuse, existant au niveau de la partie postérieure de la corne grise; de même à gauche, mais seulement dans la partie extrême. La substance blanche appartenant aux cordons postérieurs est tout à fait ramollie, friable, au voisinage de ces deux foyers de ramollissement. Une autre coupe, faite à la partie inférieure de la région lombaire, démontre dans les cornes postérieures, des foyers hémorrhagiques assez nettement limités. Celui de gauche est un peu plus étendu que celui de droite. La substance blanche des cordons postérieurs est colorée en jaune par imbibition; elle est œdématiée, mais sa substance n'est pas réduite en pulpe comme dans un ramollissement bien accusé. Plus bas encore, une nouvelle coupe montre un foyer hémorrhagique unique, siégeant au milieu des cordons postérieurs et semblant de date plus ancienne que les foyers précédents. Une incision faite sur la moelle, suivant la ligne médiane de haut en bas sur la face antérieure, met à découvert un vaste foyer hémorrhagique existant dans toute la longueur de la région dorsale et dans presque toute la longueur de la région lombaire. A la région dorsale, le foyer a détruit toute la substance de la moelle, n'étant recouvert que par une coque de 0^{m}002 environ. En certains points même, le foyer arrive jusqu'à la surface de la moelle, mais cependant il n'y a nulle part rupture du foyer dans la cavité méningée. A la région lombaire, le foyer se rétrécit et finit par n'occuper comme on l'a vu précédemment qu'un petit espace arrondi dans l'épaisseur des cordons postérieurs. A la région cervicale, au-dessus du foyer sanguin, on voit la teinte rouge-carmin du foyer hémorrhagique s'affaiblir et même disparaître. Toute la partie centrale de la moelle à ce niveau est occupée par une sorte de gelée grisâtre, autour de laquelle la substance blanche est friable et se déchire facilement. La moelle est dans cette région peu augmentée de volume et un peu déformée.

La substance qui occupe l'intérieur du foyer hémorrhagique ne présente pas partout la même consistance. D'une manière générale, la coloration est moins foncée et la consistance moins ferme à la partie supérieure qu'à la partie inférieur. La face interne de sa coque, qui sert de limite au foyer, est formée par la substance blanche fortement désorganisée, déchirée, frangée. Toutefois au microscope, on y distingue un grande nombre de tubes intacts dans toute leur longueur. Quelques-uns sont renflés, et ce n'est qu'à de rares intervalles qu'on rencontre des corps de Gluge et des vaisseaux un peu dilatés, fortement colorés en jaune rougeâtre, et dans la gaine desquels se voit de la matière colorante du sang. Plus rarement on y trouve de petits cristaux d'hématoïdine, tandis que, dans la substance même du foyer, il en existe une quantité innombrable, ayant même de grandes dimensions. On y voit, en outre, des globes irréguliers colorés d'une teinte jaune d'ocre, des vaisseaux disparaissant sous une teinte jaune rougeâtre et présentant de nombreuses dilatations. Il n'y a plus de traces de tissu nerveux, si ce n'est quelques sections où se montre une substance colorée par imbibition dont on ne peut déterminer la nature. Un examen microscopique fait sur les pièces durcies dans l'acide chromique a montré, à la région cervicale, une sclérose corticale, une dégénération secondaire, ascendante, siégeant dans les cordons postérieurs, ayant une forme quadrangulaire, mais présentant cette particularité qu'on y rencontrait des masses à formes assez variables, d'apparence solide, de coloration noirâtre semblant provenir de l'épanchement sanguin.

A la région lombaire, sur des coupes faites sur la moelle également durcie dans l'acide chromique, on trouve aussi une sclérose circulaire des plus manifestes, plus étendue sur les parties latérales, surtout à droite. On notait également de la sclérose dans le tissu avoisinant le foyer hémorrhagique.

Cavité encéphalique. Le bulbe et la protubérance sont assez fermes. Les vaisseaux de la base ne semblent pas athéromateux, mais ils sont gorgés de sang liquide. Nulle part, il n'y a d'oblitération. Les méninges hyperhémiées s'enlèvent sans exulcérer la substance grise. Des coupes faites dans le cerveau et le cervelet ne présentent rien de particulier. Le microscope fait constater : une méningite manifeste avec granulations graisseuses abondantes jusque dans les petits vaisseaux.

(Nous omettons les lésions thoraciques et abdominales).

Le nerf sciatique droit est augmenté de volume.

Dans les muscles des membres inférieurs on trouve une légère dégénérescence granuleuse des fibres musculaires, dans d'autres fibres on voit des blocs jaunâtres et grisâtres (dégénérescence de Zenker), il ne reste que peu de fibres saines, quelques-unes seulement, mais elles sont petites, réduites de volume. Entre les fibres on voit une grande quantité de tissu conjonctif. On remarque surtout un grand nombre de vaisseaux très-dilatés, à parois fermes, avec grand nombre de noyaux. Les très-fines artérioles se montrent également en plus grand nombre que d'habitude et plus volumineuses.

La conclusion toute naturelle de M. Hayem, conclusion admise pareillement par M. le professeur Jaccoud, est que l'hématomyélie est un phénomène secondaire et qu'elle se produit alors que la moelle a perdu sa consistance par suite de phénomènes inflammatoires (M. Jaccoud, pourtant, fait quelques réserves dont nous parlerons plus bas).

Une autre raison, très-forte en faveur de l'opinion de M. Hayem, c'est que l'on trouve presque toujours dans une moelle contenant des foyers hémorrhagiques des lésions anciennes de nature inflammatoire. Cette précession chronologique est une présomption en faveur de l'idée qu'il y a entre les lésions une relation de cause à effet, et que la cause est la désorganisation inflammatoire de la substance grise (Ramollissement). De plus, dans les principaux cas que cite M. Hayem, le ramollissement occupe une portion énorme de la moelle et l'hémorrhagie se trouve disséminée par foyers dans la substance médullaire altérée. Nous avons donc bien affaire ici à une hémorrhagie consécutive à un ramollissement, et il faut le dire, les cas qui permettent cette conclusion sont ceux qui ont été les mieux étudiés et dont l'autopsie a été faite avec le plus grand soin. Ces cas, nous les avons cités plus haut. Nous pouvons signaler pareillement le cas de Grisolle. Obs. LXXIV, de M. Hayem.

Toutefois, nous ferons une exception pour l'observation de M. le professeur Jaccoud.

Obs. VII. (Obs. LXVI de la thèse de M. Hayem due à M. le professeur Jaccoud). — Une femme de 22 ans, entre en 1862, à la Pitié avec un paraplégie complète; les muscles abdominaux n'étaient pas paralysés, mais il y avait incontinence d'urine et des matières fécales. Ces accidents ne remontant qu'à quatre jours et sur l'assurance réitérée des parents, que tous ces phénomènes étaient apparus subitement sans aucun symptôme antérieur, je rejetai l'idée d'un ramollissement qui s'était d'abord présentée à mon esprit et je diagnostiquai une hémorrhagie dans le renflement crural de la moelle. Les choses restèrent dans le même état pendant cinq jours sans progression de la paralysie; le sixième jour au matin (le dixième à partir du début), cette femme est trouvée morte dans son lit, aucune plainte, aucun mouvement n'avait éveillé l'attention de ses voisines.

Lésions anatomiques. Je trouve un foyer hémorrhagique dans le segment lombaire de l'axe rachidien; les parois étaient ramollies et imbibées de sérosité, déjà les éléments du caillot commençaient à se dissocier; le foyer occupait la substance grise dans sa totalité : il remontait en haut jusqu'aux premières racines du plexus lombaire, et par en bas, il atteignait presque l'extrémité inférieure de l'organe; les méninges étaient assez fortement injectées à ce niveau. Le diagnostic était vérifié et les rapports de cette hématomyélie limitée avec la paraplégie apparaissaient avec une entière évidence. Poursuivant les recherches pour découvrir la cause de la mort inopinée de cette malade, j'ai trouvé dans l'encéphale et la moelle allongée les plus effroyables désordres que puisse produire une hémorrhagie. Le ventricule latéral gauche était occupé par un caillot si considérable, que le tissu nerveux avait cédé sur la face inférieure. La protubérance était littéralement disséquée et détruite, la coque blanche était seule intacte, le caillot qui en occupait l'intérieur se continuait du côté gauche avec celui du pédoncule : enfin, l'hémorrhagie occupait encore la totalité de la substance corticale du bulbe et descendait presque vers les origines du troisième et quatrième nerf cervical. L'aspect du sang et les rapports de continuité des caillots montraient que cette hémorrhagie s'était produite en une seule fois. La malade avait été foudroyée.

Dans cette observation, nous avons un exemple d'hématomyélie primitive, autant que nous pouvons en juger par une autopsie qui offre toutes les garanties d'une observation attentive et scrupuleuse.

Nous pouvons rapprocher de cette observation,

la suivante, due à M. Massot (de Lyon). Avec des caractères anatomiques assez bien tranchés, elle présente une étiologie fort instructive.

Obs. VIII. — Ch.-Louis, cultivateur, âgé de 20 ans, né à Garnerand, entre dans le service le 5 décembre 1871. Ses proches paraissent dépourvus d'affections transmissibles par hérédité et de maladies analogues à celle qu'il présente. Son père, sa mère et un jeune frère, âgée de 6 ans, se portent bien. Il n'a jamais eu de maladie antérieure à celle qui l'amène à l'hôpital. Assez fréquemment le dimanche, il se grisait et l'avoue assez facilement, mais il ne convient qu'après plusieurs dénégations de vieilles habitudes d'onanisme se répètant plusieurs fois dans les 24 heures. Il se masturba jusqu'à quatre fois pendant chacun des jours qui précédèrent l'accident qui le frappa. Il ne convient pas, mais il ne nie pas non plus que la paralysie dont il est atteint n'ait suivi immédiatement l'accomplissement de cet acte. Il se portait, en effet, entièrement bien, lorsqu'il y a quatre mois à peu près voulant remettre son gilet et boutonner sa culotte qu'il avait quittée pour aller aux lieux, il s'aperçut qu'il éprouvait de grandes difficultés pour boutonner son pantalon. Le matin même de ce jour, il avait pourtant pu se vêtir sans difficulté comme à l'ordinaire. A partir de ce moment, les fonctions de ses bras ont été à peu près entièrement abolies et leurs muscles ainsi que ceux de diverses autres régions ont subi une atrophie considérable et de plus en plus marquée. Il reçut des soins à l'hôpital de Belleville (Ain) où on lui appliqua, dit-il, des vésicatoires sur les épaules. Il y séjourna fort peu de temps et en sortit dans un état très-analogue à celui dans lequel il y était entré. Les saillies des os se dessinent fortement sous la peau, celles des muscles ont au contraire disparu presque entièrement sur certains points. Ce qui frappe dès qu'on découvre le malade, c'est un affaiblissement considérable des épaules, et cette situation caractéristique de la paralysie du trapèze. Le deltoïde et les autres muscles de l'épaule et du bras sont considérablement atrophiés ; ils le sont d'autant plus qu'on s'approche davantage du moignon de l'épaule. Aussi dans la situation debout ne peut-il pas écarter les bras du corps le long duquel il sont pendants et inertes. Couché, il peut après bien des efforts porter le bras droit à sa tête, mais il ne peut jamais y porter le gauche. Cette paralysie plus complète à gauche est en rapport avec l'atrophie un peu plus marquée encore de ce côté. Les muscles des avant-bras sont notablement moins atrophiés que ceux du bras; les mouvements de flexion du coude sont encore possibles par la contraction des muscles épicondyliens et épitrochliens assez bien conservés. Le biceps et le brachial antérieur sont tout autant diminués de volume que les autres muscles du bras. Les muscles de la main sont dans un état analogue à ceux des avant-bras. Les muscles de la nuque sont très-atrophiés, de telle sorte que la tête, n'étant plus fixée que par les sterno-mastoïdiens, qui du reste ne sont pas entièrement indemnes, ballotte dans certains mouvements, se portant au hasard à droite et à gauche. Les muscles des parois antérieures, externes et postérieures du thorax, ainsi que ceux des gouttières vertébrales se trouvent dans un état analogue. La nutrition des membres inférieurs bien que très-compromise a été moins altérée encore que celle des avant-bras et des mains.

Le malade peut se tenir debout, marcher et se promener, mais sa jambe droite se fatigue vite et au bout de peu de temps, celle-ci ne le soutenant plus, il est obligé de s'asseoir pour éviter une chute imminente. Il n'a jamais ressenti aucune douleur d'aucune sorte en aucun point du corps. La pression et la percussion sur les apophyses épineuses n'en font pas naître non plus. Jamais de contracture. Les sensibilités au contact, à la douleur, à la température paraissent à peu près normales. Les deux premières sont peut-être un peu amoindries. La contractilité musculaire, explorée au moyen d'un courant d'induction assez fort, est à peu près nulle aux membres supérieurs même aux avant-bras. Elle ne paraît pas plus prononcée aux membres inférieurs. Vu l'état relativement satisfaisant de ces deux dernières régions, ce résultat est surprenant. Les fonctions digestives sont languissantes, il y a de l'anorexie et un peu de constipation. Les organes de la respiration et de la circulation ne présentent rien d'anormal. Jamais de fièvre. Comme nous examinions ce malade pour la première fois le 6 septembre au matin, il fut au moment où nous le fîmes asseoir sur sont lit pour l'ausculter pris d'un sentiment de constriction au gosier, d'étouffements avec menace de syncope qui nous obligèrent à abandonner nos investigations. Au reste le malade peu intelligent, ennuyé de notre examen, honteux des aveux auxquels nous l'avions amené, ne nous renseignait que de très-mauvaise grâce. Le lendemain ce sentiment de constriction à la gorge revint spontanément. Il devint vite si violent que le malade éprouvant le besoin de rechercher l'air qui lui faisait défaut, ne put plus rester couché et voulut se promener malgré sa faiblesse. Il n'y parvint qu'en se faisant soutenir. Au bout de deux ou trois heures, la constriction s'accroissant toujours, il se recoucha et mourut aussitôt. Telle était la puissance de la déplorable habitude qu'il avait contractée, que ce malheureux malade ne pouvant plus porter ses aliments à sa bouche, n'en avait pas moins continuer à se masturber dans son lit, presque comme par le passé et quelques heures à peine avant sa mort, nous avons pu voir ses draps souillés de ses pollutions.

L'autopsie fut faite 28 heures après la mort. Aucun des viscères thoraciques ou abdominaux soigneusement examinés n'a présenté de lésion appréciable. Le larynx et les bronches en particulier étaient parfaitement normaux. Le tissu du cœur était très-pâle, ainsi que les muscles pectoraux. Au contraire, les muscles de la nuque, du dos et des gouttières vertébrales était fortement congestionnés et gorgés du sang très-noir. L'urèthre fendu en bas et en arrière montrait toute la portion pénienne de son corps caverneux très-anémiée, le bulbe au contraire très-congestionné. L'ouverture du crâne donne issue à une quantité considérable d'un sang très-noir. La pie-mère présentait aussi des veines très-dilatées par un sang toujours très-noir. Le cerveau coupé méthodiquement dans toutes ses parties ne présente rien d'anormal. Sur la face postérieure de la pie-mère rachidienne, on constate de petites plaques disséminées irrégulièrement. Dans toute la longueur de la moelle dirigée suivant son axe mesurant de $0^m,002$ à $0^m,004$ de longueur, $0^m,001$ de largeur et quelques dixièmes de millimètre d'épaisseur. Le microscope en constatant dans ces plaques la présence d'ostéoplastes a démontré leur nature osseuse. La protubérance, le bulbe, la moelle (sauf les lésions que nous venons d'indiquer) paraissaient extérieurement sains; seuls les deux côtés de la protubérance étaient un peu inégaux. On mit, avec les précautions convenables, ces organes dans une solution d'acide chromique et un examen postérieur permit d'y constater les lésions suivantes. Des coupes de la moelle très-multipliées, séparées les unes des autres par un espace de 0m,005 à 0m,006 font découvrir vers l'extrémité inférieure du renflement cervical à 0m,10 au-dessous du bord inférieur de la protubérance, un très-petit foyer hémorrhagique occupant le centre de la substance grise de la moelle, s'étendant plus particulièrement à droite et dans la corne postérieure. Ce foyer est irrégulier, il mesure environ 0m,002 à 0m,004 en hauteur. Presque toute la substance grise environnante présente une coloration rougeâtre, rouillée. Les cornes antérieure et postérieure de la substance grise examinées à une petite distance du foyer, sont déformées et ont perdu leur symétrie. Au microscope on peut voir les deux veines latérales vestiges de l'épendyme énormément dilatées, gorgées de sang et plongeant au milieu de l'hémorrhagie. Les cellules de la substance grise sont colorées à divers degrés par la substance colorante du sang. La substance blanche ne paraît en rien altérée. A 0m38 au-dessous du bord inférieur de la protubérance et dans toute l'étendue de la moelle située au-dessus de ce point, on constate dans la substance grise cette coloration rouillée qui environne le foyer du renflement cervical, nous n'avons pu rien découvrir ici d'analogue à ce que nous avons décrit tout à l'heure. Enfin sur quelques-unes des racines postérieures qui concourent à former la queue de cheval, on trouve une nouvelle hémorrhagie assez bien limitée et mesurant dans sa plus grande dimension 0m,005 à 0m,006. Toutes ces hémorrhagies n'ont eu aucune façon l'apparence d'être récentes. Il est toutefois difficile de dire à quelle époque elles ont été produites. Si elles se trouvaient dans le cerveau on pourrait faire remonter l'époque de leur apparition à un ou deux mois environ.

La plupart des autres observations sont incomplètes et ne sauraient fournir de conclusion satisfaisante. La plupart du temps on s'est borné à constater les lésions les plus grossières et notamment la présence des caillots, leur consistance, leur âge, leur volume.

II.

SYMPTOMATOLOGIE.

Les symptômes de l'apoplexie de la moelle se divisent en deux ordres : phénomènes de paralysie ou de dépression du système nerveux et phénomènes d'excitation. Ces derniers, comme on le verra plus bas, tiennent une place beaucoup plus large que dans l'apoplexie cérébrale. Les phénomènes paralytiques portent rarement sur les organes des fonctions de relation seulement, ordinairement les fonctions de nutrition, la miction, la défécation, et trop souvent la respiration sont plus ou moins profondément troublées.

Les symptômes les plus fréquents de cet ordre sont la paraplégie des membres inférieurs et la paralysie du col de la vessie et des sphincters du rectum ; d'autres fois, il y a paralysie de la vessie sans paralysie du col. Mais les phénomènes du côté de la vessie et du rectum peuvent ne persister que peu de temps. La paralysie des membres inférieurs est la plus fréquente, mais elle est rarement bornée à ces membres ; elle semble s'étendre plus haut aux muscles du ventre et, en général, il est assez aisé de saisir sur le tronc le niveau exact où elle cesse. Ce niveau est le même des deux côtés du corps, les membres supérieurs sont aussi paralysés assez souvent, mais fréquemment la paralysie est unilatérale ou bien l'un des membres est moins affecte que l'autre. De plus, nous avons ici des rémissions, des améliorations fugaces. Les membres supérieurs ou un seul ou même un segment de membre recouvre sa motilité pour un temps plus ou moins court. Les mouvements réflexes sont fréquemment conservés, parfois même ils sont exagérés, d'autres fois pourtant il y a diminution de ces mouvements. Le sens musculaire paraît perdu pour les membres inférieurs dans un certain nombre de cas. Le malade perd ses jambes dans son lit absolument comme chez les ataxiques avancés. La contractilité électrique ne fait pas défaut. L'anesthésie existe souvent et peut couvrir une grande partie du corps. Chez le malade de l'observation I, elle s'étend en nappe depuis les extrémités inférieures jusqu'à l'appendice xiphoïde. Elle n'est pas nécessairement complète. Elle peut augmenter ou diminuer, il peut même lui succéder des plaques d'hyperesthésie.

Les phénomènes d'excitation, existent comme dans l'apoplexie cérébrale, mais ils se présentent avec une physionomie nouvelle.

Les convulsions si fréquentes au début de l'apoplexie cérébrale manquent ordinairement dans l'apoplexie de la moelle. La contracture est beaucoup plus commune et nous croyons qu'elle existait bien manifestement dans les extenseurs des membres inférieurs du malade de l'observation n° 1. Nous trouvons aussi chez ce malade des érections et de la contraction des pupilles. La douleur est un phénomène fréquent et presque constant; elle siége dans le trajet de la colonne lombaire et plus fréquemment encore dans la région postérieure du cou où elle s'accompagne fréquemment de contracture et s'exaspère par les mouvements volontaires ou imprimés à cette région. La contracture douloureuse peut s'étendre à tous les muscles de la gouttière vertébrale (obs. V). Il y a aussi des douleurs dans la continuité des membres, suivant le trajet des nerfs ; ces douleurs sont tantôt contusives, tantôt lancinantes ; elles sont souvent accompagnées d'anesthésie périphérique. La dysphagie est assez commune et paraît due à une contracture douloureuse des constricteurs du pharynx et des piliers du voile du palais. Enfin, on note les douleurs en ceinture qui paraissent assez communes. Si l'on ajoute la céphalalgie, l'insomnie, la soif et parfois un peu d'embarras de la parole, on a peu près tous les symptômes que l'on puisse rapporter directement aux lésions du centre médullaire.

Un symptôme d'un autre ordre et que l'on peut rapporter à l'altération des centres trophiques, c'est la tendance aux ulcérations au niveau du sacrum et du grand trochanter. Il est vrai que le décubitus dorsal prolongé, la macération des parties déclives dans les fèces et l'urine pourraient expliquer ce phènomène; cependant la production de ces ulcérations est si constante et si prompte; elles s'étendent en largeur et en profondeur d'une manière si rapide; (elles sont en tout comparables à celles que l'on observe dans les pyrexies graves), que pour les expliquer complètement, on a besoin d'invoquer un trouble général de la nutrition.

MARCHE.

La marche de la maladie est chronique; sans prodromes ou après des prodromes variables qui varient depuis de simples crampes, des picotements, des fourmillements, de la céphalalgie, de la difficulté d'uriner, de la faiblesse des membres inférieurs, jusqu'à des phénomènes plus notables de la nature de ceux qui font redouter la manifestation d'une ataxie locomotrice progressive ; le malade est soudain frappé de paraplégie, il tombe et ne perd pas connaissance ou ne la perd qu'incomplètement; puis nous voyons se manifester la plupart des traits du tableau symptomatique que nous avons essayé de tracer plus haut. La durée de la maladie est très-variable; parfois la mort est très-rapide et survient au bout de quelques heures; d'autres fois nous la voyons souvent survenir après vingt, trente, quarante jours après le début de la maladie. Dans certains cas la maladie prend une meilleure tournure et s'améliore assez pour que le malade puisse reprendre ses occupations, mais au bout d'un temps variable que nous voyons s'étendre jusqu'à plusieurs années, il y a récidive et le malade succombe ordinairement. Les causes de la mort sont variables; tantôt il est enlevé par une maladie intercurrente ou par le développement d'une affection diathésique antécédente. Souvent c'est la paralysie du diaphragme et l'asphyxie qui en est la conséquence inévitable qui amènent la terminaison fatale. D'autres fois le malade est enlevé par une hémorrhagie siégeant dans le bulbe ou dans la protubérance annulaire, ou dans l'épaisseur des lobes cérébraux. Cette circonstance est assez fréquente. Enfin le marasme, cette terminaison si ordinaire des maladies chroniques est une cause que l'on peut alléguer dans un certain nombre de cas.

La guérison est tout à fait exceptionnelle et nous ne pouvons citer qu'un cas de ce genre qui se rapporte directement à notre sujet ; c'est celui qu'a publié M. le professeur Hirtz de Strasbourg, en 1866.

Obs. IX (Hirtz-Strasbourg, 1866). — Z..., Louis, facteur de de dépêches, âgé de 33 ans, d'une constitution assez forte, d'un tempérament sanguin, entre à la Clinique médicale le 20 novembre 1866. Il raconte qu'il y a quatre semaines, s'étant couché après-diner parfaitement bien portant, il éprouva au milieu de la nuit une envie d'uriner qu'il ne put satisfaire, et s'aperçut en même temps que ses deux jambes étaient paralysées. Il n'a jamais ressenti dans les membres, pas plus que dans la colonne vertébrale, ni douleur, ni crampes, ni fourmillements : pas de douleur dans les reins, pas de spasmes. La vessie reste paralysée et réclame le cathétérisme, qui est pratiqué trois fois par jour. Pas de diarrhée, selles rares, quelques-unes involontaires, anorexie et soif vive dès le début. Cet état persiste jusqu'au jour où nous voyons le malade à l'hôpital sauf, dit-il, une légère amélioration dans les mouvements de la jambe droite.

21 novembre. Il n'y a jamais eu aucun symptôme cérébral, l'appétit est presque nul, langue blanche, soif vive. Point de douleur à l'estomac ni dans le ventre, une selle involontaire. Paralysie complète de la vessie, le malade est mouillé par l'urine qui sort par regorgement; elle est épaisse, avec dépôt muqueux sans pus; cathétérisme. Léger mouvement fébrile quotidien, un peu de sueurs la nuit. Les extrémités inférieures sont bien musclées, ne présentent aucun signe d'atrophie; hier, on constatait abolition complète des mouvements volontaires aux deux membres inférieurs, sauf quelques mouvements d'extension dans le pied droit; ce matin un mois après le début de la maladie; les mouvements du membre droit sont revenus à peu près complètement, il y a un commencement d'amélioration dans la jambe gauche. Persistance des mouvements réflexes et de la sensibilité qui n'ont jamais été abolis. Le malade dit avoir eu, il y a 8 ans, un chancre infectant avec accidents secondaires pour lesquels il a subi un traitement régulier, mais depuis il n'y a plus rien vu se manifester, s'est marié il y six ans et a eu deux enfants qui sont bien portants, sans que sa femme ait jamais fait des fausses couches. Grand bain, cautérisation ponctuée le long de la colonne. Calomel à doses fractionnées 0gr.05 par jour.

22. Les mouvements des membres inférieurs sont encore un peu améliorés; l'urine commence à sortir en jet sous l'influence de la volonté, mais elle est encore trouble, chargée de mucus, colorée en rouge. La fièvre a disparu depuis qu'on sonde régulièrement le malade, continuer le calomel qui n'a pas produit de purgation; pointes de feu sur le rachis. Alimentation.

24. La fièvre a reparu; hier la température s'élevait à 40, ce matin elle allait encore à 39°; c'est un type rémittent, avec exacerbation le soir : ce mouvement fébrile n'a évidemment aucun rapport avec l'affection de la moelle, du reste, rien dans la poitrine ni dans le ventre. On ne peut le rattacher qu'à une affection de la vessie produite soit par le séjour trop prolongé de l'urine dans le réservoir, le malade étant resté 48 heures sans uriner, soit par l'emploi répété de la sonde. L'analyse des urines montre qu'elles sont aqueuses, abondantes, d'une densité très-faible; les matières extractives sont augmentées, les sels inorganiques beau-

coup diminués. Dépôt très-peu considérable de pus; débris de cylindres granuleux et d'épithélium rénal. Albumine. Ventouses scarifiées sur la région rénale. Alcalins. Eau de Vichy.

Le 6 décembre. Plus de fièvre. Courant galvanique le long du rachis. Faradisation des membres paralysés. Ce traitement est continué tout le reste du temps que le malade passe à l'hôpital. Les mouvements sont complètement rétablis dans la jambe droite. Ils reviennent progressivement dans la gauche. Les urines toujours abondantes ne contiennent plus que très-peu ou point d'albumine et le 22 février, quatre mois après la production de l'hémorrhagie, le malade sort de l'hôpital traînant encore un peu la jambe gauche, mais pouvant exécuter tous les mouvements qu'il veut et marcher sans faucher. A l'état de veille, il urine volontairement et peut retenir son envie d'uriner quelques minutes ; mais lorsqu'il dort il n'est plus réveillé par le besoin et urine encore un peu par regorgement. Les selles sont redevenues volontaires. Jamais de glycose dans les urines.

Il faut noter que le malade était albuminurique, ce qui tend à l'éloigner notablement des malades dont nous avons publié les observations plus haut. Toutefois l'albuminurie pourrait cependant n'être qu'un épiphénomène et être due à la propagation de la cystite jusque dans les tubules du rein. De plus l'amélioration était incomplète et pourrait faire rentrer notre malade dans la catégorie de ceux cités par MM. Bourneville et Liouville; malades qui tous deux eurent une première attaque.

ETIOLOGIE.

L'étiologie de cette maladie est obscure; dans un certain nombre de cas, les malades n'ont présenté aucune circonstance qui pût expliquer le développement de leur grave affection. Dans certains cas, nous trouvons des causes tout à fait manifestes : la masturbation, les excès vénériens de tout genre, l'alcoolisme, la syphilis peuvent être accusés d'avoir été causes au moins prédisposantes. L'âge et le sexe ne paraissent avoir aucune influence ; nous trouvons parmi nos malades, des jeunes gens de 20 ans et des vieillards de 58 ans. Nous pourrions observer pourtant que les femmes âgées fournissent presque autant de cas que les vieillards (Cf. Passim, thèse de M. Hayem), tandis que dans la jeunesse nous ne trouvons que des exemples de jeunes gens. Dans l'enfance nous trouvons quelques cas de paraplégie subite, par exemple le cas cité par Critchett Albutt, et celui de M. Parrot, mais ce sont des cas de traumatisme qui ne rentrent pas dans notre sujet. L'état puerpéral nous fournit un cas, celui de Moynier (XCI, 1858 de la thèse de M. Hayem). L'albuminurie a été une cause ou tout au moins un symptôme dans le cas de M. Hirtz. Nous ne connaissons pas d'exemple qui se rapporte à la glycosurie.

DIAGNOSTIC.

Le diagnostic est assez aisé ; la maladie offre en effet des symptômes grossièrement évidents : on ne pourrait confondre l'apoplexie spinale avec l'apoplexie cérébrale ; l'absence de phénomènes cérébraux primitifs, la diffusion de la paralysie, les phénomènes d'excitation bien plus marqués et bien plus caractéristiques suffiront à les faire distinguer. L'albuminurie ne nous donne qu'un cas douteux, puisqu'il a été suivi de guérison. Les paraplégies pyrétiques, (variole, diphthérie, rhumatisme), se reconnaissent aisément aux caractères pathognomoniques de ces maladies; d'ailleurs il est rare qu'on les voie débuter brusquement. Une espèce de paralysie qui pourrait induire plus facilement en erreur serait la paralysie hystérique; elle peut offrir, en effet, presque tous les caractères d'une apoplexie rachidienne, mais la coïncidence de la diathèse hystérique, et le plus souvent le sexe et l'âge du sujet empêcheront la confusion et feront porter la plupart du temps un pronostic favorable. Nous avons été témoin d'un cas de ce genre dont nous regrettons beaucoup de n'avoir pas pris une observation détaillée. La malade, d'ailleurs hystérique avérée avait une hémiplégie mal limitée du côté gauche. Les précédents et la détermination imparfaite des phénomènes morbides de la motilité et de la sensibilité firent porter le diagnostic de paralysie hystérique et porter un pronostic bénin qui se réalisa en quelques jours.

PRONOSTIC.

Le pronostic est toujours extrêmement grave; si, par hasard l'état du malade s'améliorait, il faudrait toujours craindre une récidive.

TRAITEMENT.

Le traitement, au point de vue de la maladie principale est parfaitement insignifiant. Il est pourtant un grand nombre de soins nécessaires dans cette maladie si grave, qui peuvent prolonger l'existence du malade. Le cathétérisme dans le cas de rétention d'urine, le traitement de la cystite catarrhale qui survient d'une façon habituelle; quelques lavements, quelques laxatifs dans les cas de constipation. La douleur du cou et des lombes est combattue parfois avec avantage, par les émissions sanguines locales. Les opiacés à l'intérieur et en injection hypodermique peuvent calmer les douleurs diffuses, bien que ces moyens soient très-infidèles; l'eschare du sacrum ou du grand trochanter doit être surveillée avec soin. Rien de particulier dans le traitement de ce symptôme. L'emploi des courants galvaniques continus ou induits nous paraît parfaitement inutile. Toutefois l'observation de M. Hirtz les autorise et l'on peut s'en servir sans inconvénient.

BIBLIOTHÈQUE NATIONALE R.F. IMPRIMÉS

A. PARENT, imprimeur de la Faculté de Médecine, rue Mr-le-Prince, 31.

164

www.ingramcontent.com/pod-product-compliance
Ingram Content Group UK Ltd.
Pitfield, Milton Keynes, MK11 3LW, UK
UKHW020419220726
13923UKWH00005B/2037

9 782019 284657